自律神経が整う

「寝る前1分音読」

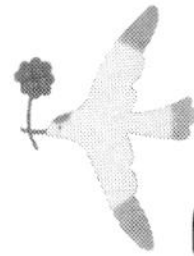

小林弘幸【監修】
PHP研究所【編】

PHP

はじめに

寝る前の音読で1日を気持ちよくリセット

医師　小林弘幸

●見えないところでがんばる自律神経

自律神経とは、**私たちが自分の意思でコントロールすることができない神経**です。

自律神経は、脳とさまざまな臓器をつなぐ重要な役割を担《にな》っており、24時間365日、休むことなく働いて、呼吸や血液循環、体温、消化などを調節してくれています。

この**自律神経が乱れると、体と心にさまざまな不調が生じます**。体の不調でいえば、なかなか疲れがとれず、だるさが続いたり、頭痛やめまい、動悸《どうき》、肩こり、便秘などに悩まされたりするようになります。

心の面では、やる気が出ない、イライラする、集中力が低下する、情緒不安定といった症状が現《あらわ》れ、その結果、不眠を引き起こすことも多いのです。

では、**自律神経の乱れは、どうして起こるのでしょうか**。

●自律神経は繊細で乱れやすい

自律神経は、体を活発に動かすときに働く交感神経と、体を休めるときに働く副交感神経に分かれ、互いにバランスをとりながら体を調節しています。

ところが、**不規則な生活やストレス、ホルモンの乱れなど**によって、そのバランスが崩れると、交感神経ばかりが優位になって興奮状態が続いたり、逆に副交感神経が優位になって無気力な状態になったりということが起こるのです。

こうした**自律神経の乱れをリセットする**には、まず、規則正しい生活を心がけ、朝日を浴び、きちんと朝食をとり、適度な運動や深呼吸、入浴などを日々の生活に取り入れることが大切です。

そして、もう一つ、おすすめしたいのが、本書で紹介する**「寝る前1分音読」**です。5ページに自律神経を整え、心と体がラクになる音読のポイントを掲載しました。ふだんがんばっているあなたへ、1日の最後に、癒《いや》しのひとときを。

●寝る前に1分、自分の声を聞くことで1日をリセットできる

「寝る前1分音読」のメリットは、1日の終わりに自分の声を聞くことが、自分の心の声を聞くことにつながることです。

充実していれば充実した声、悲しければ悲しい声、疲れていれば疲れた声に、自然となるからです。

毎日の習慣にするうちに、そうした声の違いにも気がつくようになります。

つまり、自分では意識していなかった、あるいは意識することを避けていた心の本当の状態がわかるようになるのです。

疲れた声だと気づいたら、

「今日は1日、大変だったね。

ちゃんと休んでリセットしよう」

などと、自分のがんばりを認めてほめましょう。

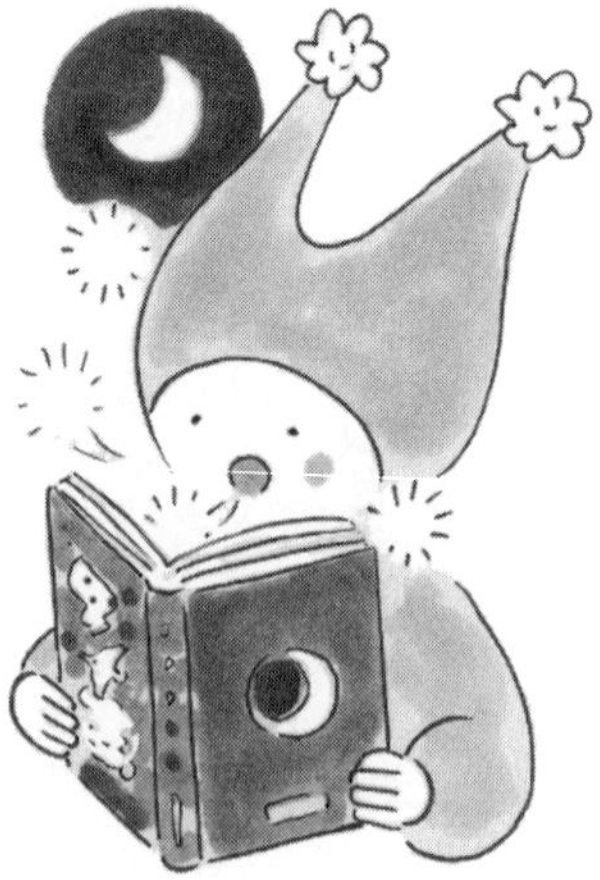

「寝る前1分音読」を楽しむ4つのポイント

❶ ベッドに入る前、寝る直前に読む

部屋の明るさはとくにこだわらなくてもいいですが、読むことに集中することが大切なので、テレビや音楽は消すようにしてください。

❷ がんばらずに読みきれる、短めの文章を選ぶ

心身をリラックスさせ、穏やかな気持ちで眠りにつくための音読なので、長い文章を一生懸命に読む必要はありません。

❸ 1行読んだら一呼吸。風景を思い浮かべて

1行読んだら呼吸を意識し、描《えが》かれた風景を思い浮かべながら、1分かけてゆっくりと読みましょう。花の香り、川のせせらぎ、風のそよぎ、星々のきらめき、雨音などを五感で感じ、ときには登場人物の心情に寄り添い、言葉のリズムやおもしろさを味わってください。

一つの言葉がきっかけとなって、子どものころの懐かしい景色や旧友の顔、甘酸っぱい初恋の思い出などがよみがえってくるかもしれません。

❹ 言葉のおもしろさを解説

それぞれの文章の最後には、言葉のおもしろさや音読の際のポイントをまとめました。

音読の楽しさを味わってください。

目次

自律神経が整う「寝る前1分音読」

第1章 心が落ち着くほっとする音読

第2章　希望を受け取る音読

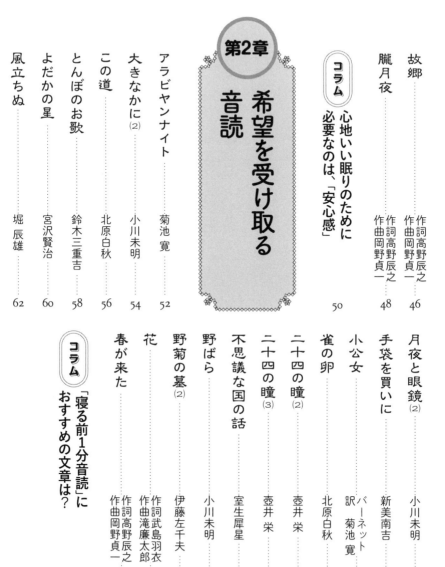

第3章 リズムや音を愉しむ音読

装幀――朝田春未
イラスト――井上るりこ
編集協力・本文デザイン――月岡廣吉郎

第1章 心が落ち着くほっとする音読

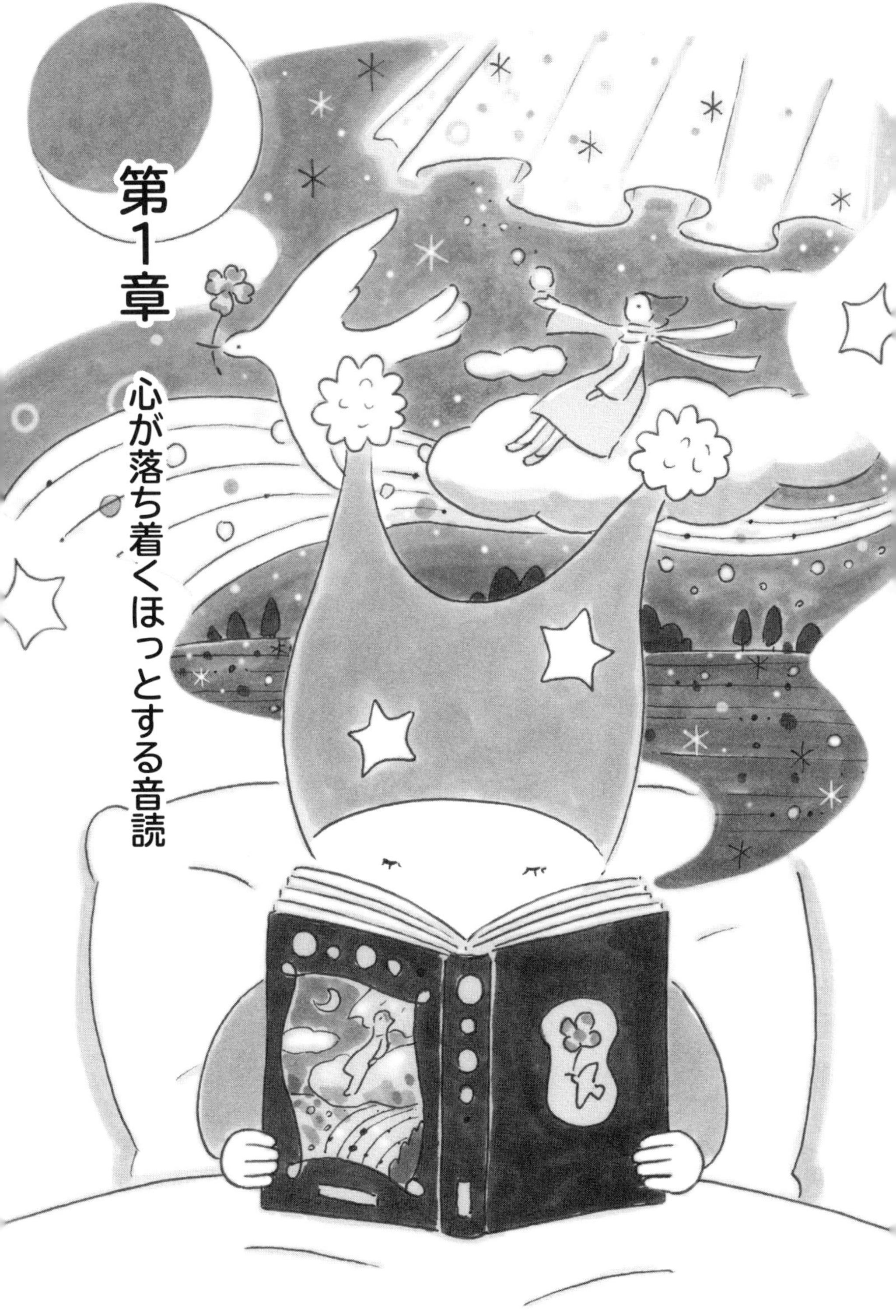

ある夜《よ》の星《ほし》たちの話《はなし》(1)

小川未明《おがわみめい》

それは、寒《さむ》い、寒《さむ》い冬《ふゆ》の夜《よ》のことでありました。空《そら》は、青々《あおあお》として、研《と》がれた鏡《かがみ》のように澄《す》んでいました。一片《いっぺん》の雲《くも》すらなく、風《かぜ》も、寒《さむ》さのために傷《いた》んで、すすり泣《な》きするような細《ほそ》い声《こえ》をたてて吹《ふ》いていいる、冬《ふゆ》のことでありました。はるか、遠《とお》い、遠《とお》い、星《ほし》の世界《せかい》から、下《した》の方《ほう》の地《ち》球《きゅう》を見《み》ますと、真《ま》っ白《しろ》に霜《しも》に包《つつ》まれていました。

音読のポイント

●1924年（大正13年）1月7日「時事新報」発表。

「寒い、寒い冬の夜」「遠い、遠い、星の世界から」など、繰り返しの言葉と美しい景色の描写が心地よい眠りへと誘《いざな》います。自然と一体になるような気持ちで読みましょう。

ある夜《よ》の星《ほし》たちの話《はなし》(2)

小川未明《おがわみめい》

平常《ふだん》は、大空《おおぞら》にちらばっている星《ほし》たちは、めったに話《はなし》をすることはありません。なんでも、こんなような、寒《さむ》い冬《ふゆ》の晩《ばん》で、雲《くも》もなく、風《かぜ》もあまり吹《ふ》かないときでなければ、彼《かれ》らは言葉《ことば》を交《か》わし合《あ》わないのであります。

なんでも、しんとした、澄《す》みわたった夜《よる》が、星《ほし》たちには、いちばん好《す》きなのです。星《ほし》たちは、騒《さわ》がしいことは好《この》みませんでした。なぜというに、星《ほし》の声《こえ》は、それはそれはかすかなものであったからでありますます。

音読のポイント

●１９２４年（大正13年）１月７日「時事新報」発表。

「しんとした、澄みわたった夜」を声に出したところで、昼間の喧騒《けんそう》を忘れ、音のない世界を想像してみましょう。そのうえで、かすかな星の声が聞こえないか、心を落ち着けて耳を傾けてください。

大《おお》きなかに(1)

小川未明《おがわみめい》

しかし、太郎《たろう》は、すぐには眠《ねむ》ることができませんでした。外《そと》の暗《くら》い空《そら》を、吹《ふ》いている風《かぜ》の音《おと》が聞《き》こえました。ランプの下《した》にすわっているときも聞《き》こえた、遠《とお》い、遠《とお》い、北《きた》の沖《おき》の方《ほう》でする海《うみ》の鳴《な》る音《おと》が、まくらに頭《あたま》をつけると、いっそうはっきりと雪《ゆき》の野原《のはら》の上《うえ》を転《ころ》げてくるように思《おも》われたのであります。

しかし、太郎《たろう》は、いつのまにか、うとうととして眠《ねむ》ったのであります。

音読のポイント

●１９２２年（大正11年）４月「婦人公論」（中央公論社）発表。

「なかなか眠れない」ともどかしく思うのではなく、「遠い、遠い、北の沖の方でする海の鳴る音」を、耳を澄ませて聞いてみましょう。太郎のように、いつのまにかうとうととして眠りにつけるはずです。

おじいさんのランプ

新美南吉《にいみなんきち》

（略）巳之助《みのすけ》をいちばんおどろかしたのは、その大《おお》きな商店《しょうてん》が、一《ひと》つ一《ひと》つともしている、花《はな》のように明《あ》かるいガラスのランプであった。巳之助《みのすけ》の村《むら》では夜《よる》はあかりなしの家《いえ》が多《おお》かった。（略）すこしぜいたくな家《いえ》では、おかみさんが嫁入《よめい》りのとき持《も》って来《き》た行燈《あんどん》を使《つか》うのであった。行燈《あんどん》は紙《かみ》を四方《しほう》に張《は》りめぐらした中《なか》に、油《あぶら》のはいった皿《さら》があって、その皿《さら》のふちにのぞいている燈心《とうしん》に、桜《さくら》の蕾《つぼみ》ぐらいの小《ちい》さいほのおがともると、まわりの紙《かみ》にみかん色《いろ》のあたたかな光《ひかり》がさし、附近《ふきん》は少《すこ》し明《あ》かるくなったのである。

音読のポイント

●1942年（昭和17年）『おぢいさんのランプ』（有光社）所収。

「花のように明かるいガラスのランプ」でちょっと華やいだ気持ちを味わい、「桜の蕾ぐらいの小さいほのお」の「みかん色のあたたかな光」がまわりをほんのり明るくする情景を思い浮かべると、心もじんわりとあたたまります。

フランダースの犬《いぬ》

ウィーダ
訳《やく》 菊池寛《きくちかん》

この村《むら》というのは、(略)アントワープから一里半《いちりはん》ばかり離《はな》れたフランダースの一村落《いちそんらく》で、(略)平野《へいや》を貫《つら》ぬく大《おお》きな運河《うんが》の岸《きし》には、ポプラや赤揚樹《はんのき》の長《なが》い並木《なみき》が、そよそよ吹《ふ》く微風《そよかぜ》にさえ枝《えだ》をゆすぶっていました。村《むら》には家屋敷《いえやしき》がおよそ二十《にじゅう》ばかり、その鎧戸《よろいど》は、みんな明《あか》るい緑色《みどりいろ》か、青空《あおぞら》そのままの色《いろ》に塗《ぬ》られ、屋根《やね》は、多《おお》くは紅《あか》い薔薇色《バラいろ》、または黒《くろ》と白《しろ》のまだらに塗《ぬ》られていました。（略）村《むら》の中央《ちゅうおう》には、苔《こけ》むした土手《どて》の上《うえ》に風車《ふうしゃ》がそびえ立《た》っています。この風車《ふうしゃ》はこの辺一帯《へんいったい》の低地《ていち》の目標《もくひょう》ともなっているものでした。

●1929年（昭和4年）『小学生全集　初級用　第26巻』（興文社、文藝春秋社）所収。

音読のポイント

ポプラやハンノキの枝を揺らすそよ風にゆったりと身をまかせ、明るい緑色、青空そのままの色、紅い薔薇色、黒と白のまだら……美しい色が広がる村の風景を思い浮かべながら読みましょう。

食卓《しょくたく》の上《うえ》

北原白秋《きたはらはくしゅう》

ある家庭《かてい》の、食卓《しょくたく》の上《うえ》に菓物《くだもの》の鉢《はち》があるとする。その白《しろ》い鉢《はち》に紅《あか》い林檎《りんご》が三《みっ》つと黄色《きいろ》いバナナが二《ふた》つ盛《も》ってある。そこへすがすがしい朝《あさ》の光線《こうせん》が、開《あ》け放《はな》した早春《そうしゅん》の窓《まど》から射《さ》し込《こ》んでいる。こうした小《しょう》景《けい》はいつでも何処《どこ》にでも見《み》られそうであるが、考《かんが》えるとちょうどそのとおりの形《かたち》で、その時間《じかん》で、そのままの光《ひかり》と陰《かげ》との中《なか》に置《お》かれる至微至妙《しびしみょう》な機会《きかい》というものは千萬年《せんまんねん》にその時一度《ときいちど》しか無《な》いという事《こと》である。この忝《かたじけな》い尊《とうと》い機会《きかい》を私達《わたしたち》は決《けっ》してかりそめに見《み》てはならぬ。

音読のポイント

●１９２５年（大正14年）『季節の窓』（アルス）所収。

白い鉢に盛られた紅いリンゴと黄色いバナナ、そこに差し込む清々《すがすが》しい早春の朝の光線。何気ないけれど、千万年に一度しか訪れない尊い光景を目《ま》の当たりにしている、という幸せを味わいながら読みましょう。

銀河鉄道《ぎんがてつどう》の夜《よる》(1)

宮沢賢治《みやざわけんじ》

牧場《ぼくじょう》のうしろはゆるい丘《おか》になって、その黒《くろ》い平《たい》らな頂上《ちょうじょう》は、北《きた》の大熊星《おおくまぼし》の下《した》に、ぼんやりふだんよりも低《ひく》く連《つら》って見《み》えました。(略)

そのまっ黒《くろ》な、松《まつ》や楢《なら》の林《はやし》を越《こ》えると、俄《にわ》かにがらんと空《そら》がひらけて、天《あま》の川《がわ》がしらしらと南《みなみ》から北《きた》へ亘《わた》っているのが見《み》え、また頂《いただき》の、天気輪《てんきりん》の柱《はしら》も見《み》わけられたのでした。つりがねそうか野《の》ぎくかの花《はな》が、そこらいちめんに、夢《ゆめ》の中《なか》からでも薫《かお》りだしたというように咲《さ》き、鳥《とり》が一疋《いっぴき》、丘《おか》の上《うえ》を鳴《な》き続《つづ》けながら通《とお》って行《い》きました。

●１９３４年（昭和９年）『宮澤賢治全集 第三巻』（文圃堂書店）所収。

音読のポイント

真っ黒な林を越えた先に開けた夜空、南から北にわたる天の川のきらめき、一面に咲きほこるつりがねそうや野菊の香り……まさしく「夢の中のような風景」に心をゆだねましょう。

銀河鉄道《ぎんがてつどう》の夜《よる》⑵

宮沢賢治《みやざわけんじ》

　そこから汽車《きしゃ》の音《おと》が聞《き》こえてきました。その小《ち》いさな列車《れっしゃ》の窓《まど》は一列小《いちれつち》いさく赤《あか》く見《み》え、その中《なか》にはたくさんの旅人《たびびと》が、苹果《りんご》を剥《む》いたり、わらったり、いろいろな風《ふう》にしていると考《かんが》えますと、ジョバンニは、もう何《なん》ともいえずかなしくなって、また眼《め》をそらに挙《あ》げました。

ああ、あの白《しろ》いそらの帯《おび》がみんな星《ほし》だというぞ。

ところがいくら見《み》ていても、そのそらはひる先生《せんせい》のいったような、がらんとした冷《つめた》いとこだとは思《おも》われませんでした。

音読のポイント

●1934年（昭和9年）『宮澤賢治全集 第三巻』（文圃堂書店）所収。
楽しげな旅人たちの姿を想像し、赤く灯《とも》る列車の窓を一人眺めるジョバンニの気持ちに寄り添いながら読みましょう。「ああ、あの白いそらの帯がみんな星だというぞ」は、心をこめてゆっくりと。

月夜《つきよ》と眼鏡《めがね》(1)

小川未明《おがわみめい》

町《まち》も、野《の》も、いたるところ、緑《みどり》の葉《は》に包《つつ》まれているころでありました。

おだやかな、月《つき》のいい晩《ばん》のことであります。静《しず》かな町《まち》のはずれにおばあさんは住《す》んでいましたが、おばあさんは、ただ一人《ひとり》、窓《まど》の下《した》にすわって、針仕事《はりしごと》をしていました。

（略）

月《つき》の光《ひかり》は、うす青《あお》く、この世界《せかい》を照《て》らしていました。なまあたたかな水《みず》の中《なか》に、木立《こだち》も、家《いえ》も、丘《おか》も、みんな浸《ひた》されたようであります。

音読のポイント

●1922年（大正11年）7月『赤い鳥』（赤い鳥社）発表。

ひたすら静かな月夜の晩に、黙々《もくもく》と針仕事をする女性を思い浮かべましょう。「なまあたたかな水の中に、木立も、家も、丘も、みんな浸されたよう」という最後の一文が、ゆるやかな眠りへの入り口になります。

十五夜《じゅうごや》の月《つき》(1)

壺井《つぼい》 栄《さかえ》

千代《ちよ》の生《う》まれたのは瀬戸内海《せとないかい》の島《しま》の中《なか》の、ある小《ちい》さな村《むら》でありました。後《うしろ》が山《やま》で、前《まえ》は静《しず》かな海《うみ》です。沖《おき》から見《み》ると、家家《いえいえ》のたち並《なら》んだ村《むら》の真中《まんなか》どころに大《おお》きな松《まつ》の木《き》が二本《にほん》、何《なに》かの目印《めじるし》のように枝《えだ》を八方《はっぽう》にひろげているのが目立《めだ》ちます。もしも空《そら》から見《み》たならば、それは一本《いっぽん》の木《き》のようであるかも知《し》れませんし、また幾本《いくほん》もの木《き》が群《むら》がっていると見《み》られるかも知《し》れません。

音読のポイント

●１９４７年（昭和22年）『十五夜の月』（愛育社）刊行。

小さな村の大きな松の木を、空から見ている気持ちで読んでください。枝を八方に広げたその松の木の下で繰り広げられる、人びとの穏やかな生活に思いをめぐらせましょう。

二十四《にじゅうし》の瞳《ひとみ》(1)

壺井《つぼい》 栄《さかえ》

（略）山《やま》から流《なが》れてきてはじめて、ここで人《ひと》の肌《はだ》にふれる水《みず》は、おどろくほど、つめたく澄《す》みきっていた。子《こ》どもらにとっては、ただ手足《てあし》をふれているだけで、じゅうぶん満足《まんぞく》のできる、こころよい感触《かんしょく》であった。水《みず》はここではじめて人《ひと》の手《て》にふれ、せきとめられて濁《にご》った。だれがいいだしたのか鰻《うなぎ》がいるという噂《うわさ》がたってから、子どもたちの熱意《ねつい》は川底《かわぞこ》に集《あつ》まり、毎日《まいにち》土手《どて》の見物《けんぶつ》と川《かわ》の漁師《りょうし》とのあいだで時《とき》ならぬやりとりがつづいた。

●１９５２年（昭和27年）『二十四の瞳』（光文社）刊行。

音読のポイント

冷たく澄んだ川の水に手足をつけたときの、心まで洗われるような新鮮な驚きを思い出してください。その川底に「鰻がいるかも」と沸き立つ子どもたちの姿を想像すると、自然と笑みが浮かんでくるでしょう。

八幡《やわた》の森《もり》

伊藤左千夫《いとうさちお》

二人《ふたり》は帰《かえ》る方向《ほうこう》になって西《にし》を向《む》くと、西焼《にしや》けの残光《ざんこう》が未《いま》だ消《き》え切《き》らないで、木々《きぎ》の隙間《すきま》から地平線《ちへいせん》に明《あか》るい、今《いま》まで暗《くら》いと思《おも》った松林《まつばやし》の根《ね》もとがはっきりと見《み》えた、神楽堂《かぐらどう》の上《うえ》には背《せ》の高《たか》くくねった松《まつ》が空《そら》に自分《じぶん》の影《かげ》を模様《もよう》の如《ごと》くに押《お》しているのが一寸面《ちょっとおも》白《しろ》い、直《す》ぐに出《で》て了《しま》うのは如何《いか》にも惜《お》しいような気《き》がして、屡々《しばしば》銀杏《いちょう》を振返《ふりかえ》り、あたりの趣《おもむき》を眺《なが》めつつ、偶然《ぐうぜん》の思《おも》いつきで、趣味深《しゅみぶか》い時刻《じこく》に来《き》た仕合《しあわせ》を語《かた》り合《あ》いつつ出《で》る。

音読のポイント

●1906年（明治39年）「馬酔木　第三巻第一號」（根岸短歌会）発表。

漢字が多く、読点で続く独特の一文ですが、読点ごとに間をとり、それぞれの情景をゆったりと思い浮かべながら読みましょう。森から「出てしまうのが惜しい」ような、幸せな気持ちが湧いてきます。

濹東綺譚《ぼくとうきだん》(1)

永井荷風《ながいかふう》

古本屋《ふるほんや》の亭主《ていしゅ》は、わたくしが店先《みせさき》の硝子戸《ガラスど》をあける時《とき》には、いつでもきまって、中仕切《なかじきり》の障子際《しょうじぎわ》にきちんと坐《すわ》り、円《まる》い背《せ》を少《すこ》し斜《なな》めに外《そと》の方《ほう》へ向《む》け、鼻《はな》の先《さき》へ落《お》ちかかる眼鏡《めがね》をたよりに、何《なに》か読《よ》んでいる。わたくしの来《く》る時間《じかん》も大抵夜《たいていよる》の七八時《しちはちじ》ときまっているが、その度毎《たびごと》に見《み》る老人《としより》の坐《すわ》り場所《ばしょ》もその形《かたち》も殆《ほとん》どきまっている。戸《と》の明《あ》く音《おと》に、（略）「おや、入《い》らっしゃいまし。」と眼鏡《めがね》をはずし、中腰《ちゅうごし》になって坐《ざ》布団《ぶとん》の塵《ちり》をぽんと叩《たた》き、匐《は》うような腰付《こしつき》で、それを敷《し》きのべながら、さて丁寧《ていねい》に挨拶《あいさつ》をする。

音読のポイント

●１９３７年（昭和12年）４月、私家版『濹東綺譚』（鳥有堂）刊行。同年８月、岩波書店より刊行。

「古本屋の亭主」と「わたくし」の二人芝居を観ているような気持ちで読みましょう。戸の開く音を想像し、「おや、入らっしゃいまし」とゆったりとお客に声をかけるつもりで読むことで、気持ちが自然と安らぎます。

濹東綺譚《ぼくとうきだん》(2)

永井荷風《ながいかふう》

線路《せんろ》の左右《さゆう》に樹木《じゅもく》の鬱然《うつぜん》と生茂《おいしげ》った広大《こうだい》な別荘《べっそう》らしいものがある。吾妻橋《あづまばし》からここに来《く》るまで、このように老樹《ろうじゅ》の茂林《もりん》をなした処《ところ》は一箇所《いっかしょ》もない。いずれも久《ひさ》しく手入《ていれ》をしないと見《み》えて、匐《は》いのぼる蔓草《つるくさ》の重《おも》さに、竹藪《たけやぶ》の竹《たけ》の低《ひく》くしなっているさまや、溝《どぶ》際《ぎわ》の生垣《いけがき》に夕顔《ゆうがお》の咲《さ》いたのが、いかにも風雅《ふうが》に思《おも》われてわたくしの歩《あゆ》みを引止《ひきとど》めた。

音読のポイント

●１９３７年（昭和12年）４月、私家版『濹東綺譚』（鳥有堂）刊行。同年８月、岩波書店より刊行。

「久しく手入をしない」別荘の、「匐いのぼる蔓草の重さ」「竹藪の竹の低くしなっているさま」「溝際の生垣に夕顔」など、時間が止まったような光景にしばし身を委《ゆだ》ねてください。

眠《ねむ》い町《まち》

小川未明《おがわみめい》

（略）

どうしてこの町《まち》を「眠《ねむ》い町《まち》」というかといいますと、だれでもこの町《まち》を通《とお》ったものは、不思議《ふしぎ》なことには、しぜんと体《からだ》が疲《つか》れてきて眠《ねむ》くなるからでありました。それで日《ひ》に幾人《いくにん》となくこの町《まち》を通《とお》る旅人《たびびと》が、みなこの町《まち》にきかかると、急《きゅう》に体《からだ》に疲《つか》れを覚《おぼ》えて眠《ねむ》くなりますので、町《まち》はずれの木《こ》かげの下《した》や、もしくは町《まち》の中《なか》にある石《いし》の上《うえ》に腰《こし》を下《お》ろして、しばらく休《やす》もうといたしますうちに、まるで深《ふか》い深《ふか》い穴《あな》の中《なか》にでも引《ひ》き込《こ》まれるように眠《ねむ》くなって、つい知《し》らず知《し》らず眠《ねむ》ってしまいます。

音読のポイント

●１９１４年（大正３年）「日本少年」５月号（実業之日本社）発表。

木陰の下や石の上など、町のあちこちでぐっすりと深い眠りについている旅人たちの姿を思い描き、「眠い町」「眠くなる」「引き込まれるように眠くなって」と読み進めるうちに、自然と眠りの世界に導かれます。

野《の》菊《ぎく》の墓《はか》(1)

伊《い》藤《とう》左《さ》千《ち》夫《お》

僕《ぼく》は小学校《しょうがっこう》を卒業《そつぎょう》したばかりで十五歳《じゅうごさい》、月《つき》を数《かぞ》えると十三歳何《じゅうさんさいなん》ケ月《かげつ》という頃《ころ》、民子《たみこ》は十七《じゅうしち》だけれどそれも生《うま》れが晩《おそ》いから、十五《じゅうご》と少《すこ》しにしかならない。痩《や》せぎすであったけれども顔《かお》は丸《まる》い方《ほう》で、透《す》き徹《とお》るほど白《しろ》い皮膚《ひふ》に紅味《あかみ》をおんだ、誠《まこと》に光沢《つや》の好《よ》い児《こ》であった。（略）勿論《もちろん》僕《ぼく》とは大《だい》の仲好《なかよ》しで、座敷《ざしき》を掃《は》くといっては僕《ぼく》の所《ところ》をのぞく、障子《しょうじ》をはたくといっては僕《ぼく》の座敷《ざしき》へ這入《はい》ってくる、私《わたし》も本《ほん》が読《よ》みたいの手《て》習《ならい》がしたいのという、たまにはハタキの柄《え》で僕《ぼく》の背《せ》中《なか》を突《つ》いたり、僕《ぼく》の耳《みみ》を摘《つ》まんだりして逃《に》げてゆく。

音読のポイント

●１９０６年（明治39年）１月「ホトトギス」発表。

僕と民子の淡い恋心が伝わる文章です。「座敷を掃くといっては僕の所をのぞく」「ハタキの柄で僕の背中を突いたり」「僕の耳を摘まんだりして逃げてゆく」など、初恋のドキドキ感を味わいながら読みましょう。

富士山《ふじのやま》

あたまを雲《くも》の上《うえ》に出《だ》し
四方《しほう》の山《やま》を見《み》おろして
かみなりさまを下《した》に聞《き》く
富士《ふじ》は日本一《にっぽんいち》の山《やま》

作詞《さくし》　巌谷小波《いわやさざなみ》
文部省唱歌《もんぶしょうしょうか》

青空《あおぞら》高《たか》くそびえ立《た》ち
からだに雪《ゆき》の着物《きもの》着《き》て
霞《かすみ》のすそを遠《とお》く曳《ひ》く
富士《ふじ》は日本一《にっぽんいち》の山《やま》

音読のポイント

●１９１０年（明治43年）「尋常小学読本唱歌」発表。

誰もが子どものころに、大きな声で歌ったことがあるでしょう。日本人にとって誇れる山、富士山。その雄大な姿がありありと浮かぶように、１行ずつゆったりと読んでください。

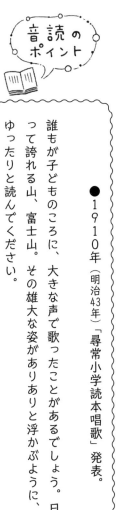

紅葉《もみじ》

秋《あき》の夕日《ゆうひ》に照《て》る山紅葉《やまもみじ》
濃《こ》いも薄《うす》いも数《かず》ある中《なか》に
松《まつ》をいろどる楓《かえで》や蔦《つた》は
山《やま》のふもとの裾模様《すそもよう》

作詞《さくし》　高野辰之《たかのたつゆき》
作曲《さっきょく》　岡野貞一《おかのていいち》

渓《たに》の流《ながれ》に散《ち》り浮《う》く紅葉《もみじ》
波《なみ》にゆられて離《はな》れて寄《よ》って
赤《あか》や黄色《きいろ》の色《いろ》さまざまに
水《みず》の上《うえ》にも織《お》る錦《にしき》

音読のポイント

●１９１１年（明治44年）「尋常小学唱歌　第二学年用」発表。
夕日に照らされた、色とりどりの美しい秋の景色が目の前に広がっていることを想像しながら読みましょう。波に揺られる紅葉の情景が、心をしずめ、心地よい眠りにつながります。

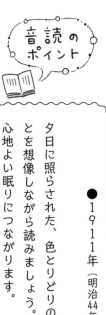

故郷《ふるさと》

兎《うさぎ》追《お》いし　かの山《やま》
小鮒《こぶな》釣《つ》りし　かの川《かわ》
夢《ゆめ》は今《いま》も　めぐりて
忘《わす》れがたき　故郷《ふるさと》

作詞《さくし》　高野辰之《たかのたつゆき》
作曲《さっきょく》　岡野貞一《おかのていいち》

如何《いか》にいます　父母《ちちはは》
恙《つつが》なしや　友《とも》がき
雨《あめ》に風《かぜ》に　つけても
思《おも》いいづる　故郷《ふるさと》

音読のポイント

●1914年（大正3年）「尋常小学唱歌　第六学年用」発表。

遠く離れたふるさとの風景や両親の姿、懐かしい友の顔などが思い浮かび、忙しかった一日を忘れることができるでしょう。「忘れがたき故郷」「思いいづる故郷」は、とくに心を込めて読んでください。

朧月夜《おぼろづきよ》

作詞《さくし》　高野辰之《たかのたつゆき》
作曲《さっきょく》　岡野貞一《おかのていいち》

菜《な》の花畠《はなばたけ》に　入《い》り日薄《ひうす》れ
見《み》わたす山《やま》の端《は》　霞《かすみ》ふかし
春風《はるかぜ》そよふく　空《そら》を見《み》れば
夕月《ゆうづき》かかりて　におい淡《あわ》し

里《さと》わの火影《ほかげ》も　森《もり》の色《いろ》も
田中《たなか》の小路《こみち》を　たどる人《ひと》も
蛙《かわず》のなくねも　かねの音《おと》も
さながら霞《かす》める　朧月夜《おぼろづきよ》

音読のポイント

●１９１４年（大正３年）「尋常小学唱歌　第六学年用」発表。

「入り日薄れ」「霞ふかし」「春風そよふく」「におい淡し」と、全体がぼんやりと霞んだ、柔らかな世界を味わいましょう。まわりの音さえも霞み、さながら夢のなかにいるようで、心が安らぎます。

Column

心地いい眠りのために必要なのは、「安心感」

本来ならば、夜になると副交感神経の働きが優位になることで体はリラックスした状態になり、交感神経の働きは抑えられます。ところが、自律神経の働きが不安定になることで、体内時計は乱れ、睡眠覚醒《かくせい》リズム障害を発症することがあります。

なかなか眠れないときでも、ゆったりと、本書を音読してみましょう。自分の声で自分のことを抱きしめるように、やさしく、やさしくいたわるイメージです。

「寝る前１分音読」が習慣になると、心の中で、心地よいリズムが刻まれていきます。続けるうちに、あなたはいつでも自身をリラックス状態に導くことができるようになります。

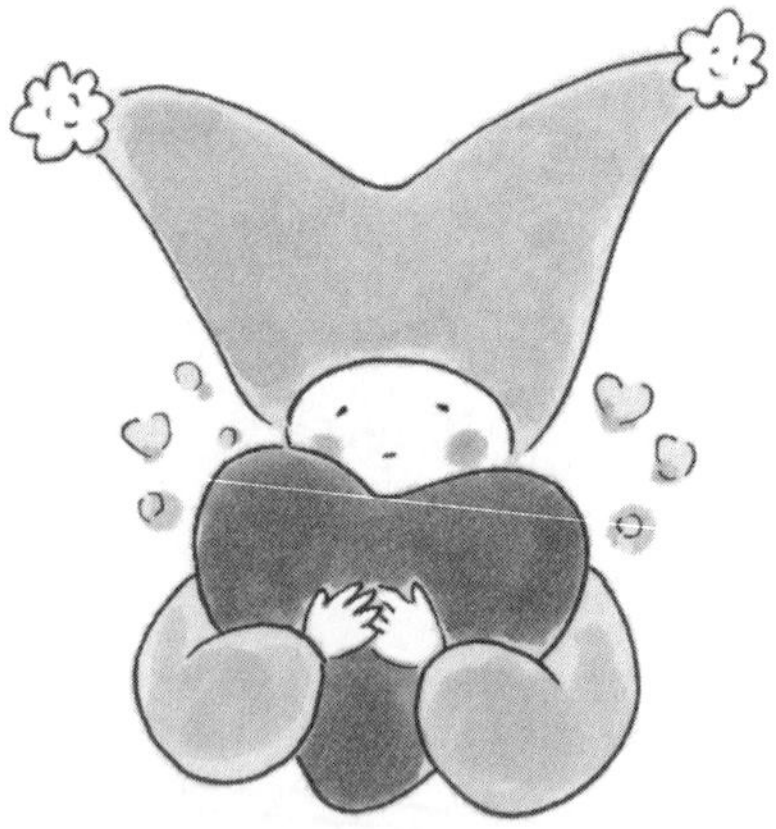

第2章 希望を受け取る音読

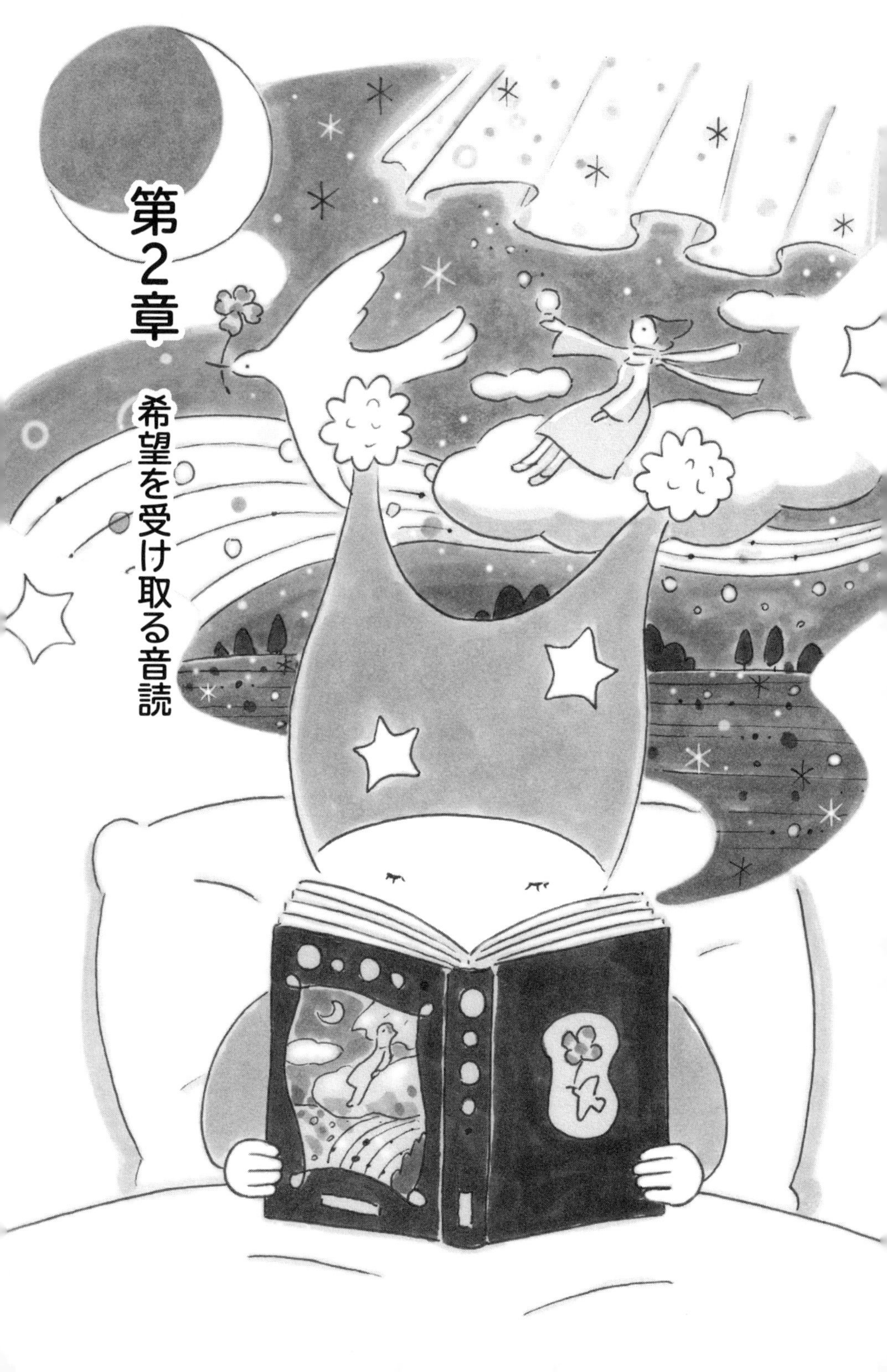

アラビヤンナイト

菊池《きくち》 寛《かん》

アラジンは、ゆめにさえこんな見事《みごと》な果物畠《くだものばたけ》は見《み》たことがありませんでした。なっている果物《くだもの》がいろいろさまざまの美《うつく》しい色《いろ》をしていて、まるでそこら一面《いちめん》、にじが立《た》ちこめたように見《み》えるのです。すきとおって水晶《すいしょう》のようなのもありました。まっ赤《か》な色《いろ》をしていて、ぱちぱちと火花《ひばな》をちらしているのもありました。そのほか緑《みどり》、青《あお》、むらさき、だいだい色《いろ》なんどで、葉《は》はみんな金《きん》と銀《ぎん》とでできていました。

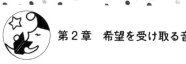

音読のポイント

●1948年（昭和23年）『アラビヤンナイト』（主婦之友社）刊行。
まっ赤、緑、青、むらさき、だいだい色、金、銀……目の前に、色とりどりでまばゆいばかりの果物畑が広がっている様を想像し、夢のような世界を楽しみながら読みましょう。

大《おお》きなかに(2)

小川《おがわ》未明《みめい》

その日《ひ》の夜《よる》から、ひどい雨風《あめかぜ》になりました。二日《ふつか》二晩《ふたばん》、暖《あたた》かな風《かぜ》が吹《ふ》いて、雨《あめ》が降《ふ》りつづいたので、雪《ゆき》はおおかた消《き》えてしまいました。その雨風《あめかぜ》の後《あと》は、いい天気《てんき》になりました。

春《はる》が、とうとうやってきたのです。さびしい、北《きた》の国《くに》に、春《はる》がやってきました。小鳥《ことり》はどこからともなく飛《と》んできて、こずえに止《と》まってさえずりはじめました。

庭《にわ》の木立《こだち》も芽《め》ぐんで、花《はな》のつぼみは、日《ひ》にまし大《おお》きくなりました。

音読のポイント

●１９２２年（大正11年）４月「婦人公論」（中央公論社）発表。

さびしい北の国に、待ちに待った春がやってきた喜びを味わうように読んでください。こずえに止まってさえずる小鳥、芽吹いた木立、日に日にふくらんでゆく花のつぼみ……心のなかもほんのりあたたかくなるはずです。

この道《みち》

この道《みち》はいつか来《き》た道《みち》
ああ　そうだよ
あかしやの花《はな》が咲《さ》いてる
あの丘《おか》は　いつか見《み》た丘《おか》
ああ　そうだよ

北原白秋《きたはらはくしゅう》

ほら　白《しろ》い時計台《とけいだい》だよ
この道《みち》は　いつか来《き》た道《みち》
ああ　そうだよ
お母《かあ》さまと馬車《ばしゃ》で行《い》ったよ

音読のポイント

●１９２６年（昭和元年）８月「赤い鳥」（赤い鳥社）発表。

「ああ　そうだよ」という肯定のフレーズを、穏やかに繰り返しましょう。昔を懐かしむ気持ちを味わうと同時に、自己を肯定する感覚が芽生え、心が軽くなります。

とんぼのお歌《うた》

鈴木《すずき》三重吉《みえきち》

このお宮《みや》は、朝日《あさひ》も夕日《ゆうひ》もよくさし入《い》る、はればれとしたよいお宮《みや》である。堅《かた》い地伏《ちふく》の上《うえ》に立《た》てられた、がっしりした大《おお》きなお宮《みや》である。お宮《みや》のそとには大《おお》きなけやきの木《き》がそびえたっている。その大木《たいぼく》の上《うえ》の枝《えだ》は天《てん》をおおっている。中《なか》ほどの枝《えだ》は東《ひがし》の国《くに》におかぶさり、下《した》の枝《えだ》はそのあとの地方《ちほう》をすっかりおおっている。上《うえ》の枝《えだ》のこずえの葉《は》は、落《お》ちて中《なか》の枝《えだ》にかかり、中《なか》の枝《えだ》の落《お》ちた葉《は》は下《した》の枝《えだ》にふりかかる。下《した》の枝《えだ》の葉《は》は采女《うねめ》が捧《ささ》げたおさかずきの中《なか》へ落《お》ち浮《う》かんだ。

音読のポイント

●1920年（大正9年）『古事記物語下巻』（赤い鳥社）所収。

「はればれとしたよいお宮」「堅い地伏」「がっしりした大きなお宮」「大きなけやきの木」と安定感のある情景を描く言葉が続きます。一つひとつをゆったりと読み、心を落ち着かせましょう。

よだかの星《ほし》

宮沢賢治《みやざわけんじ》

（略）もうよだかは落《お》ちているのか、のぼっているのか、さかさになっているのか、上《うえ》を向《む》いているのかも、わかりませんでした。（略）

（略）そして自分《じぶん》のからだがいま燐《りん》の火《ひ》のような青《あお》い美《うつく》しい光《ひかり》になって、しずかに燃《も》えているのを見《み》ました。

すぐとなりは、カシオピア座《ざ》でした。天《あま》の川《がわ》の青《あお》じろいひかりが、すぐうしろになっていました。

そしてよだかの星《ほし》は燃《も》えつづけました。いつまでもいつまでも燃《も》えつづけました。

音読のポイント

●1934年（昭和9年）『宮澤賢治全集 第三巻』（文圃堂書店）所収。

夜空に浮かぶ星々や天の川を思い浮かべ、よだかになったつもりで、「自分のからだがいま燐の火のような青い美しい光になって、しずかに燃えている」という怖いほどの静謐《せいひつ》な世界を感じてください。

風《かぜ》立《た》ちぬ

堀《ほり》 辰雄《たつお》

……そのとき不意《ふい》に、何処《どこ》からともなく風《かぜ》が立《た》った。（略）それと殆《ほと》んど同時《どうじ》に、草《くさ》むらの中《なか》に何《なに》かがばったりと倒《たお》れる物音《ものおと》を私達《わたしたち》は耳《みみ》にした。（略）すぐ立《た》ち上《あが》って行《い》こうとするお前《まえ》を、私《わたし》は、いまの一瞬《いっしゅん》の何物《なにもの》をも失《うしな》うまいとするかのように無理《むり》に引《ひ》き留《と》め

て、私《わたし》のそばから離《はな》さないでいた。（略）
風《かぜ》立《た》ちぬ、いざ生《い》きめやも。
ふと口《くち》を衝《つ》いて出《で》て来《き》たそんな詩句《しく》を、私《わたし》は私《わたし》に靠《もた》れているお前《まえ》の肩《かた》に手《て》をかけながら、口《くち》の裡《うち》で繰《く》り返《かえ》していた。

音読のポイント

●1938年（昭和13年）『風立ちぬ』（野田書房）刊行。

「風立ちぬ、いざ生きめやも」――誰もが一度は見聞きしたことがあるのではないでしょうか。この文語的表現に込められた、生と死についての思いを自分なりに解釈しながら、じっくりと味わいましょう。

月夜《つきよ》と眼鏡《めがね》(2)

小川未明《おがわみめい》

花園《はなぞの》には、いろいろの花《はな》が、いまを盛《さか》りと咲《さ》いていました。昼間《ひるま》は、そこに、ちょうや、みつばちが集《あつ》まっていて、にぎやかでありましたけれど、いまは、葉蔭《はかげ》で楽《たの》しい夢《ゆめ》を見《み》ながら休《やす》んでいるとみえて、まったく静《しず》かでした。ただ水《みず》のように月《つき》の青白《あおじろ》い光《ひかり》が流《なが》れていました。あちらの垣根《かきね》には、白《しろ》い野《の》ばらの花《はな》が、こんもりと固《かた》まって、雪《ゆき》のように咲《さ》いていています。

音読のポイント

●1922年（大正11年）7月『赤い鳥』（赤い鳥社）発表。

いろいろな花が咲きほこる花園、水のように流れる月の青白い光、雪のように咲く白い野ばら……美しい自然のなかで、蝶やみつばちと一緒に、葉陰で楽しい夢を見ているつもりで読みましょう。

手袋《てぶくろ》を買《か》いに

新美南吉《にいみなんきち》

子供《こども》の狐《きつね》は、町《まち》の灯《ひ》を目《め》あてに、雪《ゆき》あかりの野原《のはら》をよちよちやって行《い》きました。始《はじ》めのうちは一《ひと》つきりだった灯《ひ》が二《ふた》つになり三《みっ》つになり、はては十《とお》にもふえました。狐《きつね》の子供《こども》はそれを見《み》て、灯《ひ》には、星《ほし》と同《おな》じように、赤《あか》いのや黄《き》いのや青《あお》いのがあるんだなと思《おも》いました。やがて町《まち》にはいりましたが通《とお》りの家々《いえいえ》はもうみんな戸《と》を閉《し》めてしまって、高《たか》い窓《まど》から暖《あたた》かそうな光《ひかり》が、道《みち》の雪《ゆき》の上《うえ》に落《お》ちているばかりでした。

音読のポイント

●１９４３年（昭和18年）『牛をつないだ椿の木』（大和書店）所収。

「初めてのおつかい」のため、町の灯を目あてに、雪の積もる野原をよちよちと歩く子狐の姿を思い描きましょう。灯が増えてくる安心感、灯の色と星の色の共通点を見出した喜びなど、子狐の気持ちになって読んでください。

小公女《しょうこうじょ》

バーネット
訳《やく》 菊池《きくち》寛《かん》

セエラは夢《ゆめ》の中《なか》の人《ひと》のように、幸福《こうふく》そうな微笑《ほほえみ》をたたえながら、石鹼皿《せっけんざら》を雪花石膏《アラバスタア》の水盤《すいばん》に見《み》たてて、薔薇《ばら》の花《はな》を盛《も》りました。それから毛糸《けいと》を包《つつ》んだ紅白《こうはく》の薄紙《うすがみ》で、お皿《さら》を折《お》り、残《のこ》った紙《かみ》と花《はな》とは、蠟燭台《ろうそくだい》を飾《かざ》るのに用《もち》いました。セエラは一歩《いっぽ》退《ひ》いて、飾《かざ》られたテエブルを眺《なが》めました。そこにあるのは、赤《あか》い肩掛《かたかけ》をかけた古《ふる》テエブルと、鞄《かばん》から出《だ》した塵屑《ごみくず》とだけでしたが、セエラは魔法《まほう》の力《ちから》で、奇蹟《きせき》が行《おこな》われたのを見《み》るのでした。

音読のポイント

●1927年（昭和2年）『小学生全集 上級用 第52巻』（興文社、文藝春秋社）所収。

セエラと一緒に「幸福そうな微笑」を浮かべながら、塵屑がのった古テーブルを、薔薇の花や薄紙で折ったお皿などできらびやかに飾り立てていく、魔法の力を楽しみましょう。

雀《すずめ》の卵《たまご》

北原白秋《きたはらはくしゅう》

（略）窓《まど》から見《み》ていると裏《うら》の小竹林《しょうちくりん》には鮮緑《せんりょくしょく》色の日光《にっこう》が光《ひか》りそよいでいる。丘《おか》の松《まつ》には蟬《せみ》が鳴《な》いて、あたりの草《くさ》むらにも草蟬《くさぜみ》が鳴《な》きしきっている。南《みなみ》のバルコンに出《で》て見《み》ると、海《うみ》がいい藍色《あいいろ》をしている。寺《じ》内《ない》の栗《くり》やかやの木《き》や孟宗《もうそう》の涼《すず》しい風《かぜ》の上《うえ》を燕《つばめ》が飛《と》び翔《かけ》っている。雀《すずめ》も庭《にわ》の枇杷《びわ》の木《き》の上《うえ》で何《なに》かしている。瀬《せ》の音《おと》もするようだが、向《む》うの松風《まつかぜ》の下《した》から浮々《うきうき》した笛《ふえ》や太鼓《たいこ》の囃子《はやし》がきこえる。今日《きょう》は盂蘭盆《うらぼん》の十四日《じゅうよっか》である。

音読のポイント

●1921年（大正10年）『雀の卵 歌集』（アルス）刊行。

竹林に降り注ぐ鮮緑色の日光、蝉しぐれ、藍色の海、木々の間を吹く涼しい風、飛びまわるツバメ、笛や太鼓のお囃子……日本の夏の風景を、五感をフルに活用して味わいましょう。

二十四《にじゅうし》の瞳《ひとみ》(2)

壺井《つぼい》 栄《さかえ》

……風《かぜ》よ凪《な》げ！　アリババのようにわたしが命令《めいれい》をくだすと、風《かぜ》はたちまち力《ちから》をぬいて、海《うみ》はうそのように静《しず》まりかえる。まるで、いま、眠《ねむ》りからさめたばかりの湖《みずうみ》のような静《しず》かさです。橋《はし》よかかれ！

さっとわたしが人《ひと》さし指《ゆび》を前《まえ》にのばすと、海《うみ》の上《うえ》にはたちまち橋《はし》がかかる。りっぱな、虹《にじ》のようにきれいな橋《はし》です。わたしだけに見《み》える、そして、わたしだけがとおれる橋《はし》なのです。

音読のポイント

●１９５２年（昭和27年）『二十四の瞳』（光文社）刊行。

「風よ凪げ！」「橋よかかれ！」の部分は、自然を自在に操る力が自分に宿ったつもりで、ちょっと声を張って読んでください。静まりかえった海や、虹のような橋が、目の前に浮かんでくるでしょう。

二《に》十《じゅう》四《し》の瞳《ひとみ》(3)

壺井《つぼい》栄《さかえ》

つよい日《ひ》ざしと海風《うみかぜ》に顔《かお》をさらしたまま、もう胡麻粒《ごまつぶ》ほどにしか見《み》えない人《ひと》の姿《すがた》とともに、岬《みさき》の村《むら》を心《こころ》の中《なか》にしみこませるように、いつまでも目《め》をはなさなかった。櫓《ろ》の音《おと》だけの海《うみ》の上《うえ》で、子《こ》どもたちの歌声《うたごえ》は耳《みみ》によみがえり、つぶらな目《め》の輝《かがや》きはまぶたの奥《おく》に消《き》えなかった。

音読のポイント

●1952年（昭和27年）『二十四の瞳』（光文社）刊行。

「子どもたちの歌声は耳によみがえり」では、本当に歌声が聞こえていないか耳をすまし、「つぶらな目の輝きはまぶたの奥に消えなかった」を読んだあとには、目を閉じて子どもたちの曇りのないまなざしを感じましょう。

不思議《ふしぎ》な国《くに》の話《はなし》

室生犀星《むろうさいせい》

（略）山《やま》というものは、じっとしているようで、そのじつ、眼《め》を凝《こ》らしてながめていると、なんだか少《すこ》しずつ動《うご》いているような気《き》がしてならないものです。わけても大《おお》きければ大《おお》きいだけ、なお、むずむずと目《め》にわかるかわからないかの程度《ていど》で、まるで息《いき》をしているような気《き》がするものです。

二人《ふたり》がそうして眺《なが》めているうち、うす甘《あま》い春早《はるば》やに咲《さ》く杏《あんず》の花《はな》の匂《にお》いが、庭《にわ》の垣根《かきね》の方《ほう》からそよついて流《なが》れてきました。私《わたし》は、春《はる》になると何《なに》より杏《あんず》の花《はな》の匂《にお》いをかぐのが楽《たの》しみです。

音読のポイント

●1922（大正11）年「金の鳥」4月号（金の鳥社）発表。

私たち人間にはわかるかわからないかくらいの息をしつつ、少しずつ少しずつ、大きな山が動いてくる様子を想像しながら読んでみましょう。思わず頬が緩み、気持ちがほどけるのがわかります。

野《の》ばら

小川未明《おがわみめい》

ちょうど、国境《こっきょう》のところには、だれが植《う》えたということもなく、一株《ひとかぶ》の野《の》ばらがしげっていました。その花《はな》には、朝早《あさはや》くからみつばちが飛《と》んできて集《あつ》まっていました。その快《こころよ》い羽音《はおと》が、まだ二人《ふたり》の眠《ねむ》っているうちから、夢心地《ゆめごこち》に耳《みみ》に聞《き》こえました。

「どれ、もう起《お》きようか。あんなにみつばちがきている」と、二人《ふたり》は申《もう》し合《あ》わせたように起《お》きました。

そして外《そと》へ出《で》ると、はたして、太陽《たいよう》は木《き》のこずえの上《うえ》に元気《げんき》よく輝《かがや》いていました。

音読のポイント

●1922年（大正11年）『小さな草と太陽』（赤い鳥社）に「野薔薇」として所収。

国境を守るうちに友情を育《はぐく》んだ二人の兵士は、野ばらに飛んでくるみつばちの羽音で「申し合わせたように」起きるほどの仲になります。戦いが始まる前の、平和な朝の穏やかな気配を噛《か》みしめながら読みましょう。

野菊《のぎく》の墓《はか》(2)

伊藤左千夫《いとうさちお》

茄子畑《なすばたけ》というは、椎森《しいもり》の下《した》から一重《ひとえ》の藪《やぶ》を通《とお》り抜《ぬ》けて、家《いえ》より西北《せいほく》に当《あた》る裏《うら》の前栽畑《せんざいばたけ》。崖《がけ》の上《うえ》になってるので、利根川《とねがわ》は勿論《もちろん》中川《なかがわ》までもかすかに見《み》え、武蔵一《むさしいち》えんが見渡《みわた》される。秩父《ちちぶ》から足柄箱根《あしがらはこね》の山山《やまやま》、富士《ふじ》の高峯《たかね》も見《み》える。東京《とうきょう》の上野《うえの》の森《もり》だというのもそれらしく見《み》える。水《みず》のように澄《す》みきった秋《あき》の空《そら》、日《ひ》は一間半《いっけんはん》ばかりの辺《あたり》に傾《かたむ》いて、僕等《ぼくら》二人《ふたり》が立《た》っている茄子畑《なすばたけ》を正面《しょうめん》に照《て》り返《かえ》している。

音読のポイント

●1906年（明治39年）1月「ホトトギス」発表。

澄んだ空気の中、高台の茄子畑に立ち、遠くの川や山々を見渡す自分を想像しながら読んでみましょう。たとえ今日うまくいかないことがあっても、そんなことはごくごく小さなことに思えるでしょう。

花《はな》

春《はる》のうららの　隅田川《すみだがわ》
のぼりくだりの　船人《ふなびと》が
櫂《かい》のしずくも　花《はな》と散《ち》る
ながめを何《なに》に　たとうべき

作詞《さくし》　武島羽衣《たけしまはごろも》
作曲《さっきょく》　滝廉太郎《たきれんたろう》

見《み》ずやあけぼの　露浴《つゆあ》びて
われにもの言《い》う　桜木《さくらぎ》を
見《み》ずや夕《ゆう》ぐれ　手《て》をのべて
われさしまねく　青柳《あおやぎ》を

音読のポイント

●1900年（明治33年）「組歌『四季』」発表。

「春」といえば、思い出される歌の代表の一つです。頭に浮かぶ音律にのせて、うららかに射す春の日差しを受けて流れる隅田川、桜の花、青々とした柳の木の様子を、軽やかに読みましょう。

春《はる》が来《き》た

作詞《さくし》　高野辰之《たかのたつゆき》
作曲《さっきょく》　岡野貞一《おかのていいち》

春《はる》が来《き》た　春《はる》が来《き》た
どこに来《き》た
山《やま》に来《き》た　里《さと》に来《き》た
野《の》にも来《き》た

花《はな》が咲《さ》く　花《はな》が咲《さ》く
どこに咲《さ》く
山《やま》に咲《さ》く　里《さと》に咲《さ》く
野《の》にも咲《さ》く

音読のポイント

●1910年（明治43年）「尋常小学読本唱歌」発表。
これも「春」を代表する歌の一つで、「来た」「咲く」という単純な言葉の繰り返しに、春の訪れの喜びが込められています。子どものころに戻って、明るい気持ちで、リズムよく読みましょう。

Column

「寝る前1分音読」におすすめの文章は？

本書で紹介する音読素材は、児童文学や童話、童謡が中心です。寝る前に、読むのが難解で複雑な、脳を刺激し交感神経を活発にするような文章では、本来の目的が果たせないからです。本書で紹介する素材は、そのような視点から選んでいます。

「寒い、寒い冬の夜」「はるか、遠い、遠い、星の世界から」など、繰り返しの表現や温度を感じさせるような豊かな表現が、昔の童話にはたくさん見られます。これは、眠る前に読む素材として、大変優れています。

このほかにも、あなたが幼いころに何度も読んだ絵本や好きな詩など、お気に入りの文章に出合えるといいですね。

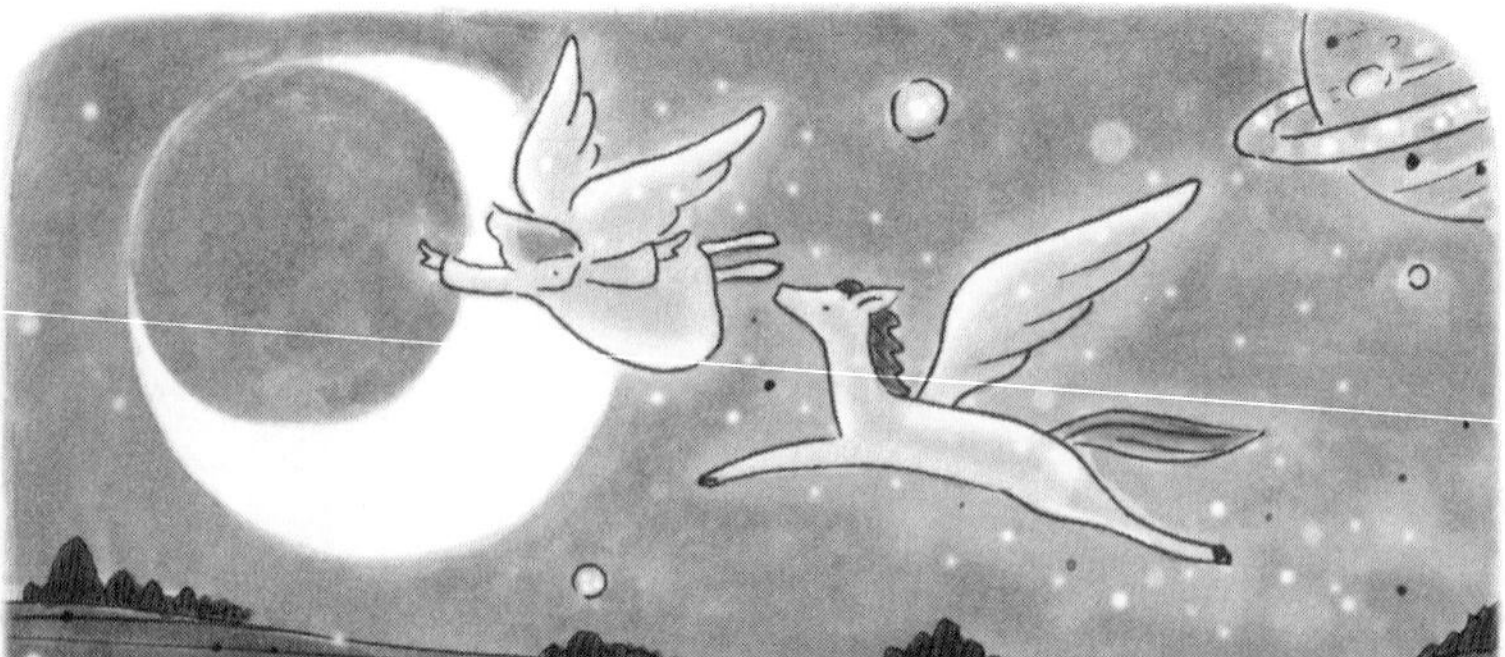

第3章 リズムや音を愉しむ音読

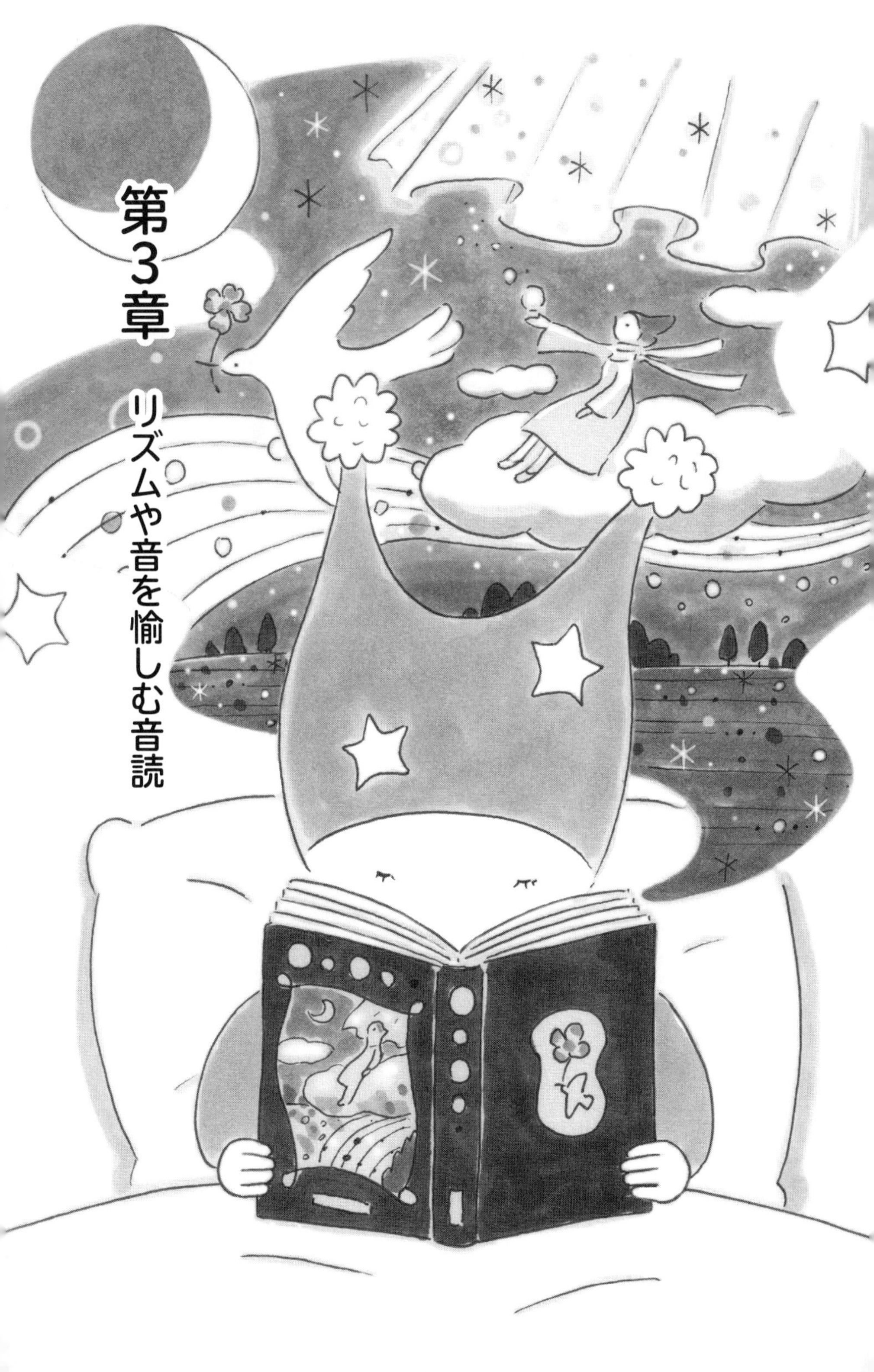

うた時計《どけい》

新美南吉《にいみなんきち》

「おじさんのポケット、なんだかかたい冷《つめ》たいものがはいってるね。これ何《なに》？」

「なんだと思《おも》う」

「かねでできてるね……大《おお》きいね……何《なに》かねじみたいなもんがついてるね」

するとふいに、男《おとこ》の人《ひと》のポケットから、美《うつく》しい音楽《おんがく》が流《なが》れ出《だ》したので、二人《ふたり》はびっくりした。男《おとこ》の人《ひと》はあわててポケットを上《うえ》からおさえた。（略）天国《てんごく》で小鳥《ことり》が歌《うた》ってでもいるような美《うつく》しい音楽《おんがく》は、まだつづいていた。

音読のポイント

●1942年（昭和17年）「少国民の友」2月号（小学館）発表。

男の人のポケットに入っている「ネジみたいなものがついた、かたい冷たいもの」を想像しながら読み進め、「天国で小鳥が歌ってでもいるような美しい音楽」のところでは、その音楽を聞くつもりで耳を澄ませましょう。

ごん狐《ぎつね》

新美南吉《にいみなんきち》

雨《あめ》があがると、ごんは、ほっとして穴《あな》からはい出《で》ました。空《そら》はからっと晴《は》れていて、百舌鳥《もず》の声《こえ》がきんきん、ひびいていました。

ごんは、村《むら》の小川《おがわ》の堤《つつみ》まで出《で》て来《き》ました。あたりの、すすきの穂《ほ》には、まだ雨《あめ》のしずくが光《ひか》っていました。川《かわ》は、いつもは水《みず》が少《すくな》いのですが、三日《みっか》もの雨《あめ》で、水《みず》が、どっとましていました。ただのときは水《みず》につかることのない、川《かわ》べりのすすきや、萩《はぎ》の株《かぶ》が、黄《き》いろくにごった水《みず》に横《よこ》だおしになって、もまれています。

音読のポイント

●1932年（昭和7年）「赤い鳥」1月号（赤い鳥社）発表。

「からっと（晴れた空）」「きんきん（と鳴く百舌鳥）」「どっと（増した川の水）」など、簡単ながら効果的な言葉が出てきます。それぞれの情景をありありと思い浮かべて読みましょう。

飴《あめ》チョコの天使《てんし》

小川未明《おがわみめい》

村《むら》に入《はい》ると、木立《こだち》の上《うえ》に、小鳥《ことり》がチュン、チュンといい声《こえ》を出《だ》して、枝《えだ》から、枝《えだ》へと飛《と》んではさえずっていました。子供《こども》らの遊《あそ》んでいる声《こえ》が聞《き》こえました。そのうちに車《くるま》は、ガタリといって止《と》まりました。

このとき、飴《あめ》チョコの天使《てんし》は、村《むら》へきたのだと思《おも》いました。やがて箱車《はこぐるま》のふたが開《あ》いて、男《おとこ》ははたして飴《あめ》チョコを取《と》り出《だ》して、村《むら》の小《ちい》さな駄菓子屋《だがしや》の店頭《みせさき》に置《お》きました。また、ほかにもいろいろのお菓《か》子《し》を並《なら》べたのです。

音読のポイント

●1923年（大正12年）3月『赤い鳥』（赤い鳥社）発表。

「チュン、チュンといい声を出して」さえずりながら飛ぶ小鳥、「子供らの遊んでいる声」という動的な表現と、「ガタリといって」止まった車の静的な表現の対比を楽しみましょう。

柿《かき》の木《き》のある家《いえ》(1)

壺井《つぼい》 栄《さかえ》

　フミエと洋一《よういち》の家《いえ》には、裏《うら》に大《おお》きな柿《かき》の木《き》が一本《いっぽん》あります。それは子《こ》どもの一《ひと》かかえもあるほどりっぱな木《き》でした。小《ちい》さい木《き》は幾本《いくほん》もありましたが、とびぬけて大《おお》きいのは一本《いっぽん》だけです。（略）この柿《かき》は毎年《まいとし》なるのでおじいさんが生《い》きている時分《じぶん》にはじまんのたねでした。こんな柿《かき》は村《むら》に二本《にほん》とないからです。その実《み》の大《おお》きくてうまいことといったら、三太郎《さんたろう》おじさんなど、柿《かき》の実《み》のうれるころになると、まるで子供《こども》のようにうれしそうな顔《かお》をして、柿《かき》をもらいにきました。

音読のポイント

●1944年（昭和19年）『海のたましい』（大日本雄辯會講談社）として刊行。49年（昭和24年）『柿の木のある家』（山の木書店）刊行。

「大きな柿の木が一本」「二本とない」「三太郎おじさん」……と、短い文章の中に、いち、に、さんの数字が隠れており、作者の遊び心が感じられます。このように数字や繰り返し言葉を見つけるのも音読の楽しみの一つです。

邪宗門《じゃしゅうもん》

北原白秋《きたはらはくしゅう》

【月《つき》の出《で》】

ほのかにほのかに音色《ねいろ》ぞ揺《ゆ》る。
かすかにひそかににおいぞ鳴《な》る。
*しみらに列立《なみた》つわかき白楊《ぽぴゅら》、
その葉《は》のくらみにこころ顫《ふる》う。

*しみらに……たえずひっきりなしに

ほのかにほのかに吐息《といき》ぞ揺《ゆ》る。
かすかにひそかに雫《しずく》ぞ鳴《な》る。
あおげばほのめくゆめの白楊《ぽぴゅら》、
愁《うれい》の水《み》の面《も》を櫂《かい》はすべる。

音読のポイント

●1909年（明治42年）24歳で刊行した初の詩集『邪宗門』より。
「ほのかにほのかに」からはじまる8音、「音色ぞ揺る」に続く6音リズムが心地よい眠りに誘います。月夜の水辺を思い浮かべながら、ロマンチックな気分に浸《ひた》ってみましょう。

柿《かき》の木《き》のある家《いえ》(2)

壺井《つぼい》 栄《さかえ》

柿《かき》の木《き》は、こういう風景《ふうけい》を、にこにこ笑《わら》いながら見《み》おろしているようです。柿《かき》の木《き》にとっては、この下《した》でかわされる子供《こども》たちの話《はなし》や、歌声《うたごえ》や、ときどきはむずかって泣《な》きやまぬ赤《あか》ん坊《ぼう》の泣声《なきごえ》や、道《みち》ばたまでとどく、長《なが》い縄《なわ》でつながれた山羊《やぎ》が、草《くさ》をたべている姿《すがた》など、毎日見《まいにちみ》ても、見《み》あきない風景《ふうけい》でありましょう。そして、あまりの面白《おもしろ》さに、人間《にんげん》にはわからぬ柿《かき》の木《き》の声《こえ》で、はっ、はっと笑《わら》い出《だ》すと、そのはずみに柿《かき》の葉《は》が散《ち》るのかもしれません。

音読のポイント

●１９４４年（昭和19年）『海のたましい』（大日本雄辯會講談社）として刊行。49年（昭和24年）『柿の木のある家』（山の木書店）刊行。

柿の木がまるで人間のように「にこにこ笑い」「はっ、はっと笑い出す」様子を想像しながら、子どもたちの話し声や歌声、赤ん坊の泣き声など、さまざまな声・音の世界を味わいましょう。

ブランコ

水谷《みずたに》まさる

ゆらり、ゆらりと、ブランコにのってゆられているのは、ほんとに気持《きもち》よく思《おも》われました。おとめの胸《むね》には、もう二年《にねん》も前《まえ》に、小学校《しょうがっこう》の運動場《うんどうじょう》でのったときの気持《きもち》が、ふたたびはっきりと帰《かえ》ってきました。

じっと目《め》をつぶると、心《こころ》もいっしょにゆられているように、おだやかな、のどかな気持《きもち》になることができました。また、目《め》をあけて空《そら》を見《み》ると、お月《つき》さまがあっちへ行《い》ったり、こっちへ来《き》たりして、おもしろく思《おも》われるのでした。

音読のポイント

●1928年（昭和3年）に創刊された「童話文学」発表。

月夜の晩にブランコにのる自分を想像してみましょう。「ゆらり、ゆらりと」「あっちへ行ったり、こっちへ来たり」などのリズムにのって実際に体を少しだけゆらしてみると、リラックスできるでしょう。

十五夜《じゅうごや》の月《つき》(2)

壺井《つぼい》 栄《さかえ》

鶯《うぐいす》よう　鶯《うぐいす》よ　今年《ことし》はじめて　伊勢《いせ》まいり
伊勢《いせ》の道《みち》ほど　遠《とお》ければ
一夜《いちや》の宿《やど》も　やすらわで
浜《はま》の小松《こまつ》の　一《いち》の枝《えだ》
そのまた上《うえ》の　二《に》の枝《えだ》に

柴《しば》かきよせて　巣《す》をくんで
十《じゅう》二《に》卵《たまご》を　生《う》み揃《そろ》え
十《じゅう》二《に》一《いっ》しょに　たつときは
のめや大黒《だいこく》　歌《うた》えや恵比須《えびす》
のんで喜《よろこ》ぶ　福《ふく》の神《かみ》

音読のポイント

●1947年（昭和22年）『十五夜の月』（愛育社）刊行。

作中でおばあさんが幼い千代に歌ってくれた太々神楽《だいだいかぐら》です。伊勢の神様に捧げるつもりでテンポよく読み、とくに最後の「のめや大黒　歌えや恵比須　のんで喜ぶ　福の神」は、神様にも楽しんでもらう気持ちで読みましょう。

初恋《はつこい》

まだあげ初《そ》めし前髪《まえがみ》の
林檎《りんご》のもとに見《み》えしとき
前《まえ》にさしたる花櫛《はなぐし》の
花《はな》ある君《きみ》と思《おも》ひけり

島崎藤村《しまざきとうそん》

やさしく白《しろ》き手《て》をのべて
林檎《りんご》をわれにあたへ《え》しは
薄紅《うすくれない》の秋《あき》の実《み》に
人《ひと》こひ《い》初《そ》めしはじめなり

音読のポイント

●1896年（明治29年）「文学界」46号（文学界社雑誌社）発表。
初めて人を好きになったときの、甘く切ない気持ちを思い出させてくれる詩です。「あげ初めし」「見えしとき」「われにあたへしは」など、文語調の表現だからこその美しい響きを、心ゆくまで味わいましょう。

草枕《くさまくら》

夏目漱石《なつめそうせき》

山路《やまみち》を登《のぼ》りながら、こう考《かんが》えた。

智《ち》に働《はたら》けば角《かど》が立《た》つ。情《じょう》に棹《さお》させば流《なが》される。意《い》地《じ》を通《とお》せば窮屈《きゅうくつ》だ。とかくに人《ひと》の世《よ》は住《す》みにくい。

住《す》みにくさが高《こう》じると、安《やす》い所《ところ》へ引《ひ》き越《こ》したくなる。どこへ越《こ》しても住《す》みにくいと悟《さと》った時《とき》、詩《し》が生《うま》れて、画《え》が出来《でき》る。

（略）

住《す》みにくき世《よ》から、住《す》みにくき煩《わずら》いを引《ひ》き抜《ぬ》いて、ありがたい世界《せかい》をまのあたりに写《うつ》すのが詩《し》である、画《え》である。

音読のポイント

●1906年（明治39年）「新小説」9月号（春陽堂書店）発表。

「智に働けば角が立つ」「情に棹させば流される」「意地を通せば窮屈だ」「とかくに人の世は住みにくい」を、一文、一文、わが身を振り返りながら、ゆっくりと読んでみましょう。

土佐日記《とさにっき》

紀貫之《きのつらゆき》

二月一日《にがつついたち》。朝《あした》のま、雨降《あめふ》る。午時《む(う)まとき》ばかりに止《や》みぬれば、和泉《いずみ》の灘《なだ》といふ所《うところ》より出《い》でて、漕《こ》ぎゆく。海《うみ》の上《うえ》、昨日《きのふ(う)》のごとくに、風波《かぜなみ》見《み》えず。黒崎《くろさき》の松原《まつばら》を経《へ》てゆく。所《ところ》の名《な》は黒《くろ》く、松《まつ》の色《いろ》は青《あお》く、磯《いそ》の波《なみ》

は雪《ゆき》のごとくに、貝《かい》の色《いろ》は蘇芳《すほ(お)う》に、五色《ごしき》にいま一《ひと》
色《いろ》ぞ足《た》らぬ。

音読のポイント

●935年ごろ成立。

紀貫之が当時、女性文字といわれた「仮名」で書いた日本最初の「仮名日記」の一節。「所の名は黒く、松の色は青く、磯の波は雪のごとくに、貝の色は蘇芳（暗紅色）に」の部分は、情景を思い浮かべながら読みましょう。

二《に》十《じゅう》四《し》の瞳《ひとみ》(4)

壺《つぼ》井《い》 栄《さかえ》

山《やま》のからすが　もってきた
あかい小《ちい》さな　じょうぶくろ
(略)
あけてみたらば　月《つき》の夜《よ》に
山《やま》がやけそろ　こわくそろ

（略）

へんじかこうと　目《め》がさめりゃ
なんのもみじの　葉《は》がひとつ

音読のポイント

●1952年（昭和27年）『二十四の瞳』（光文社）刊行。
主人公の大石先生が子どもたちと歌うのが、この「烏の手紙」（西条八十《やそ》詩、本《もと》居長世《おりながよ》曲）です。「山がやけそろ　こわくそろ」「なんのもみじの　葉がひとつ」と言葉のおもしろさを味わいながら、テンポよく読みましょう。

方丈記《ほうじょうき》

鴨長明《かものちょうめい》

行《ゆ》く川《かわ》のながれは絶《た》えずして、しかも本《もと》の水《みず》にあらず。よどみに浮《うか》ぶうたかたは、かつ消《き》えかつ結《むす》びて久《ひさ》しくとゞ《ど》まることなし。（略）あしたに死《し》し、ゆふ《う》べに生《うま》るゝ《る》ならひ、たゞ《だ》水《みず》の泡《あわ》にぞ似《に》たりける。知《し》らず、生《うま》れ死《し》ぬる人《ひと》、いづかたより来《きた》りて、いづかたへか去《さ》る。又《また》知《し》らず、かりのやどり、誰《た》が為《ため》に心《こころ》を悩《なや》まし、何《なに》によりてか目《め》をよろこばしむる。そのあるじとすみかと、無常《むじょう》をあらそひ《い》去《さ》るさま、いはゞ《ば》朝顔《あさがお》の露《つゆ》にことならず。

音読のポイント

●１２１２年に成立。

「よどみに浮ぶうたかたは、かつ消えかつ結びて久しくとどまることなし」「生まれ死ぬる人、いづかたより来りて、いづかたへか去る」など、簡潔な和漢《わかん》混淆文《こんこうぶん》で表現された、生きることのはかなさに思いを馳せましょう。

枕草子《まくらのそうし》

第一段《だいいちだん》

清少納言《せいしょうなごん》

春《はる》はあけぼの。やう《よ》やう《よ》しろくなりゆく山《やま》ぎは《わ》、すこしあかりて、紫《むらさき》だちたる雲《くも》のほそくたなびきたる。

夏《なつ》は夜《よる》。月《つき》のころはさらなり、やみもなほ《お》蛍《ほたる》飛《と》びちがひ《い》たる。雨《あめ》などの降《ふ》るさへ《え》を《お》かし。

秋《あき》は夕暮《ゆふ(う)ぐれ》。夕《ゆう》日《ひ》花《はな》やかにさして山《やま》ぎは《わ》いと近《ちか》くなりたるに、烏《からす》のねどころへ行《ゆ》くとて、三《み》つ四《よ》つ二《ふた》つなど、飛《と》び行《ゆ》くさへあはれなり。（略）冬《ふゆ》は*つとめて。雪《ゆき》の降《ふ》りたるは言《い》ふべきにもあらず。霜《しも》などのいと白《しろ》く、（略）火《ひ》などいそぎおこして、炭持《すみも》てわたるも、いとつきづきし。

＊つとめて……早朝

音読のポイント

●996年ごろから1008年ごろの間に成立。

まさに声に出して読みたい古典の名作の一つです。「をかし」「あはれなり」「いとつきづきし」など、現代とは異なる美しい言葉で表現された、春の夜明け、夏の夜、秋の夕暮れ、冬の早朝の情景を味わいましょう。

枕草子《まくらのそうし》

第二十九段《だいにじゅうきゅうだん》

清少納言《せいしょうなごん》

心《こころ》ときめきするもの。雀《すずめ》の子飼《こがい》ひ。ちご遊《あそ》ばする所《ところ》の前渡《まえわた》る。よき薫《た》き物《もの》たきて、ひとり伏《ふ》したる。唐鏡《からかがみ》の少《すこ》し暗《くら》き見《み》たる。よき男《おとこ》の車《くるま》とどめて、案《あ》内《ない》し問《とわ》はせたる。

かしら洗《あら》ひ化粧《けしょう》じて、香《か(こ)う》ばしうしみたる衣《ころも》など着《き》たる。ことに見《み》る人《ひと》なき所《ところ》にても、心《こころ》のうちはなほ《お》いとを《お》かし。

待《ま》つ人《ひと》などのある夜《よる》、雨《あめ》の音《おと》、風《かぜ》の吹《ふ》きゆるがすも、ふとおどろかる。

音読のポイント

●996年ごろから1008年ごろの間に成立。

清少納言が、心がときめくもの、ドキドキするものを取り上げた段です。「よき薫き物たきて」「よき男の車とどめて」「かしら洗ひ化粧じて、香ばしうしみたる衣など着たる」と現代にも通じるワクワク感を楽しみましょう。

枕草子《まくらのそうし》

第七十段《だいななじゅうだん》

清少納言《せいしょうなごん》

草《くさ》の花《はな》はなでしこ、唐《から》のはさらなり、やまともめでたし。女郎花《を(お)みなへ(え)し》。ききやう《ききょう》。菊《きく》の所々《ところどころ》うつろひ《い》たる。かるかや。竜胆《りんどう》、枝《えだ》さしなどむつかしげなれど、こと花《はな》はみな霜枯《しもが》れたれど、いと花《はな》やかなる色《いろ》合《あ》ひ《い》にてさし出《い》でたる、いとを《お》かし。わざと取《と》り立《た》てて、人《ひと》めかすべきにもあらぬさまなれど、かまつかの花《はな》、らうたげなり。名《な》ぞうたてげなる。雁《かり》の来《く》る花《はな》と、文字《もじ》には書《か》きたる。

音読のポイント

●996年ごろから1008年ごろの間に成立。

草花の風情をつづった段です。「なでしこ」「女郎花」「桔梗《ききょう》」「菊」「竜胆」など、誰の目にも美しく映る花の名前はもちろん、あまり目立たない「かまつかの花」も、その姿を想像しながら愛《め》でる気持ちで読みましょう

平家物語《へいけものがたり》

作者未詳《さくしゃみしょう》

祇園精舎《ぎおんしょうじゃ》の鐘《かね》の声《こえ》、諸行無常《しょぎょうむじょう》の響《ひびき》あり。
娑羅双樹《しゃらそうじゅ》の花《はな》の色《いろ》、盛者必衰《じょうしゃひっすい》の理《ことわり》をあらわす。
おごれる人《ひと》も久《ひさ》しからず、唯春《ただはる》の夜《よ》の夢《ゆめ》のごとし。

猛《たけ》きものもついにはほろびぬ、偏《ひとえ》に風《かぜ》の前《まえ》の塵《ちり》に同《おな》じ。

音読のポイント

●13世紀前半に成立。

鎌倉時代に成立した軍記物の代表作『平家物語』の冒頭部分で、日本語の代表的なリズムである7音5音の「七五調」で書かれています。このリズムを崩さないように意識して読みましょう。

汚《よご》れっちまった悲《かな》しみに……

中原中也《なかはらちゅうや》

汚《よご》れっちまった悲《かな》しみに
今日《きょう》も小雪《こゆき》の降《ふ》りかかる
汚《よご》れっちまった悲《かな》しみに
今日《きょう》も風《かぜ》さへ吹《ふ》きすぎる

汚《よご》れっちまった悲《かな》しみに
たとへ《え》ば狐《きつね》の革《かは(わ)》裘《ごろも》
汚《よご》れっちまった悲《かな》しみは
小雪《こゆき》のかかってちぢこまる

音読のポイント

●1930年（昭和5年）4月「白痴群 第六号」（同人誌）発表。

作者の中原中也が恋人に去られたあとにつづった詩です。1行ごとに繰り返される「汚れっちまった悲しみ」のフレーズを、作者の心情に寄り添いながら、七五調のリズムを崩さずに読みましょう。

かもめの水兵《すいへい》さん

作詞《さくし》　武内俊子《たけうちとしこ》
作曲《さっきょく》　河村光陽《かわむらこうよう》

かもめの水兵《すいへい》さん
ならんだ水兵《すいへい》さん
白《しろ》い帽子《ぼうし》　白《しろ》いシャツ　白《しろ》い服《ふく》
波《なみ》にチャップチャップ　うかんでる

かもめの水兵《すいへい》さん
かけあし水兵《すいへい》さん
白《しろ》い帽子《ぼうし》　白《しろ》いシャツ　白《しろ》い服《ふく》
波《なみ》をチャップチャップチャップ　越《こ》えてゆく

音読のポイント

●1937年（昭和12年）発表。

優しい言葉の続く、楽しい歌です。「白い帽子　白いシャツ　白い服」のところはテンポよく、「波にチャップチャップ」「波をチャップチャップ」は自分も波に揺られているつもりで読みましょう。

底本一覧

（掲載順）

ある夜の星たちの話(1)（『小川未明童話集』小川未明著、新潮文庫）

ある夜の星たちの話(2)（前掲書）

大きなかに(1)（『小川未明童話集』小川未明著、新潮文庫）

おじいさんのランプ（『新美南吉童話集』新美南吉著、岩波文庫）

フランダースの犬（『小学生全集26 黒馬物語・フランダースの犬』菊池寛訳、興文社／文藝春秋社）

食卓の上（『季節の窓』北原白秋著、国立国会図書館デジタルコレクション）

銀河鉄道の夜(1)（『新編 銀河鉄道の夜』宮沢賢治著、新潮文庫）

銀河鉄道の夜(2)（前掲書）

月夜と眼鏡(1)（『小川未明童話集』小川未明著、新潮文庫）

十五夜の月(1)（『壺井栄童話集』壺井栄著、新潮文庫）

二十四の瞳(1)（『二十四の瞳』壺井栄著、角川文庫）

八幡の森（『左千夫全集 第二巻』伊藤左千夫著、岩波書店）

濹東綺譚(1)（『濹東綺譚』永井荷風著、新潮文庫）

濹東綺譚(2)（前掲書）

眠い町（『小川未明童話集』小川未明著、新潮文庫）

野菊の墓(1)（『日本文学全集別巻1 現代名作集』河出書房新社）

富士山（『思い出の童謡・唱歌200』成美堂出版編集部、成美堂出版）

紅葉（『思い出の童謡・唱歌200』成美堂出版編集部、成美堂出版）

故郷（『思い出の童謡・唱歌200』成美堂出版編集部、成美堂出版）

朧月夜（『思い出の童謡・唱歌200』成美堂出版編集部、成美堂出版）

アラビヤンナイト（『アラビヤンナイト物語』菊池寛著、主婦之友社）

大きなかに(2)（『小川未明童話集』小川未明著、新潮文庫）

この道（日本の童謡に関するウェブサイト）

とんぼのお歌（『新版 古事記物語』鈴木三重吉著、角川ソフィア文庫）

よだかの星（『新編 銀河鉄道の夜』宮沢賢治著、新潮文庫）

風立ちぬ（『昭和文学全集 第6巻』室生犀星、堀辰雄、中野重治、佐多稲子、小学館）

月夜と眼鏡(2)（『小川未明童話集』小川未明著、新潮文庫）

手袋を買いに（『新美南吉童話集』新美南吉著、岩波文庫）

小公女（『小学生全集52 小公女』菊池寛訳、興文社／文藝春秋社）

雀の卵（『白秋全集7』北原白秋著、岩波書店）

二十四の瞳(2)（『二十四の瞳』壺井栄著、角川文庫）

二十四の瞳(3)（前掲書）

不思議な国の話（『文豪怪談傑作選 室生犀星集 童子』室生犀星著、東雅夫編、ちくま文庫）

野ばら（『小川未明童話集』小川未明著、新潮文庫）

庫）
野菊の墓(2)（『日本文学全集別巻1 現代名作集』河出書房新社）
花（『思い出の童謡・唱歌200』成美堂出版編集部、成美堂出版）
春が来た（『思い出の童謡・唱歌200』成美堂出版編集部、成美堂出版）
うた時計（『新美南吉童話集』新美南吉著、岩波文庫）
ごん狐（『新美南吉童話集』新美南吉著、岩波文庫）
飴チョコの天使（『小川未明童話集』小川未明著、新潮文庫）
柿の木のある家(1)（『壺井栄童話集』壺井栄著、新潮文庫）
柿の木のある家(2)（『壺井栄童話集』壺井栄著、新潮文庫）
邪宗門（『白秋全集1』北原白秋著、岩波書店）
ブランコ（『小学五年生文学読本』坪田譲治ほか著、児童文学者協会編、河出書房）
十五夜の月(2)（『壺井栄童話集』壺井栄著、新潮文庫）
初恋（『藤村詩集』島崎藤村著、新潮文庫）
草枕（『夏目漱石全集3』夏目漱石著、ちくま文庫）
土佐日記（『新編 日本古典文学全集13 土佐日記／蜻蛉日記』菊地靖彦ほか校注・訳、小学館）
二十四の瞳(4)（『二十四の瞳』壺井栄著、角川文庫）
方丈記（『新編 日本古典文学全集44 方丈記／徒然草／正法眼蔵随聞記／歎異抄』神田秀夫ほか校注・訳、小学館）
枕草子 第一段（『新編 日本古典文学全集18 枕草子』松尾聰・永井和子校注・訳、小学館）
枕草子 第二十九段（前掲書）
枕草子 第七十段（前掲書）
平家物語（『新編 日本古典文学全集45 平家物語(1)』市古貞次校注・訳、小学館）
汚れっちまった悲しみに……（『中原中也詩集』大岡昇平編、岩波文庫）
かもめの水兵さん（『思い出の童謡・唱歌200』成美堂出版編集部、成美堂出版）

❖本書は、音読を行う際の読みやすさを考え、収録作品の文章を省略したり、改行を加えたり、行をつなげたり、句読点を追加または削除したりするなどの調整を加えています。

❖収録作品のうち、江戸時代以降に発表された作品については、表現や語句を「新字・新かな」に置き換え、漢字表記を適宜変更し、すべての漢字に現代の読者が読みやすいと思われるふりがなをつけています。

【監修者紹介】

小林弘幸（こばやし・ひろゆき）

順天堂大学大学院医学研究科・医学部教授。1987年順天堂大学医学部卒業。1992年に同大学大学院医学研究科修了後、ロンドン大学付属英国王立小児病院外科、トリニティ大学付属小児研究センター、アイルランド国立小児病院外科での勤務を経て、2003年に順天堂大学小児外科講師・助教授を歴任する。2006年、同大医学部病院管理学研究室教授に就任、総合診療科研究室教授を併任している。専門は小児外科学、肝胆道疾患、便秘、Hirschsprung's病、泌尿生殖器疾患、外科免疫学。日本スポーツ協会公認スポーツドクターでもある。国内で初の便秘外来を開設した腸のスペシャリストであり、腸内環境を整える食材の紹介や、腸内環境を整えるストレッチの考案など、様々な形で健康な心と体の作り方を提案している。また同時に自律神経研究の第一人者として、スポーツ選手、アーティスト、文化人へのコンディショニング、パフォーマンス向上指導に関わる。

自律神経が整う「寝る前１分音読」

2023年９月７日　第１版第１刷発行
2024年７月22日　第１版第３刷発行

監修者　小林弘幸
編　PHP研究所
発行者　村上雅基
発行所　株式会社PHP研究所
京都本部　〒601-8411　京都市南区西九条北ノ内町11
［内容のお問い合わせは］暮らしデザイン出版部 ☎075-681-8732
［購入のお問い合わせは］普及グループ ☎075-681-8818
印刷所　TOPPANクロレ株式会社

 ISBN978-4-569-85407-6